ENSALADAS PARA EL VERANO 2022

RECETAS SENCILLAS Y SALUDABLES PARA MEJORAR TU SALUD Y PERDER PESO

TERESA ROJAS

Resumen

Ensalada Especial De Pollo 9
Ensalada De Pollo Cleopatra 12
Ensalada tailandesa-vietnamita 15
ensalada navideña 18
Ensalada De Patata Verde 21
Ensalada de maíz 24
Ensalada de col y uva 26
Ensalada de cítricos 28
Ensalada de frutas y lechuga 30
Ensalada de manzana y lechuga 32
Ensalada de frijoles y pimientos 34
Ensalada de zanahorias y dátiles 36
Aderezo cremoso de pimienta para ensalada 38
ensalada hawaiana 40
Ensalada De Pollo Al Curry 43
Ensalada de espinacas y fresas 45
Ensalada de restaurante 47
Ensalada clásica de macarrones 49
Ensalada de pera al roquefort 51
Ensalada de atún Barbie 53
Ensalada navideña de pollo 55
ensalada mexicana de frijol 57
Ensalada De Pasta Ranch Con Tocino 60
ensalada de patata roja 62

Ensalada de judías negras y cuscús 64

Ensalada griega de pollo griego 66

Ensalada de pollo elegante 68

Ensalada de pollo con curry afrutado 70

Maravillosa ensalada de pollo al curry 72

Ensalada picante de zanahoria 74

Ensalada asiática de manzana 76

Ensalada de calabaza y cebada 78

Ensalada con berros 80

ensalada César 82

Ensalada De Pollo Y Mango 84

Ensalada de naranja con mozzarella 86

Ensalada De Tres Frijoles 88

Ensalada de tofu y miso 90

Ensalada japonesa de rábanos 92

Ensalada del sudoeste 94

Ensalada caprese con pasta 96

Ensalada De Trucha Ahumada 98

Ensalada de huevo con frijoles 100

ensalada ambrosiana 101

ensalada de cuña 103

Ensalada de pepperoni español 105

Ensalada de mimosa 107

Ensalada clásica Waldorf 109

ensalada de guisantes 111

Ensalada De Pollo Con Jamón 113

Deliciosa Ensalada De Rúcula Con Camarones 116

Ensalada De Camarones 119

Ensalada de melón y jamón 123

Ensalada de maíz y frijoles blancos 125

Ensalada de gambas al estilo tailandés 128

Deliciosa ensalada con salsa picante de piña 131

Ensalada de pollo y rúcula a la parrilla 135

Ensalada de pasta con salsa y cebollino 137

Salvelino con vinagreta de tomate 140

Deliciosa Ensalada De Cangrejo 143

Ensalada De Pollo Y Cebada 147

Ensalada de halibut y melocotón 150

Ensalada de remolacha y queso 153

ensalada verde italiana 156

Ensalada de brócoli con arándanos 158

Deliciosa ensalada Marconi 161

Ensalada de patata y tocino 164

Ensalada de lechuga y roquefort 166

Ensalada de atún 170

Ensalada de pasta 172

Ensalada De Pollo Con Pasta De Sésamo 176

Ensalada de patata tradicional 178

Tabulé de Quinua 181

Ensalada morena 183

Ensalada de fresas y queso feta 185

Ensalada de pepino 187

Ensalada Colorida 189

Ensalada De Garbanzos 191

Ensalada picante de aguacate y pepino 194

Ensalada de albahaca, queso feta y tomate 196

Ensalada de pasta y espinacas 198

Cebada de tomates secos y albahaca.. 200

Ensalada Cremosa De Pollo 202

Gramo Verde Refrescante 204

Ensalada de aguacate y rúcula con queso feta 206

Ensalada de garbanzos verdes germinados...................................... 208

Ensalada De Garbanzos 210

Ensalada de tocino y guisantes con aderezo ranch.......................... 212

Ensalada de espárragos crujientes... 214

Ensalada Especial De Pollo

ingredientes

1 ½ peso corporal de aves de corral en rodajas finas varios alimentos, chuletas

2 cucharadas. aceite vegetal

Programa de asado a la parrilla recomendado: McCormick's BBQ grill Mates Montreal Meal Seasoning o sodio crudo y pimienta

3 cucharas redondas. gran mantequilla de maní

3 cucharadas especia de soja negra

1/4 taza de cualquier jugo de fruta

2 cucharaditas especias picantes

1 limón

1/4 de pepino sin semillas, cortado en palitos

1 taza de zanahorias picadas

2 tazas de hojas de lechuga picadas

4 bollos crujientes, keisers o parlantes, partidos

Método

Calentar una asadera o un envase antiadherente grande. Cubra las aves con aceite y programe la parrilla para barbacoa y cocine 3 minutos por lado en 2 tiempos.

Coloque la mantequilla de maní en un plato apto para microondas y ablande en el microondas a máxima potencia durante unos 20 segundos. Mezcle la soya, el jugo de frutas, las especias picantes y el jugo de limón en la mantequilla de maní. Lanza aves de corral con especias satay. Agregue las verduras frescas cortadas. Coloque 1/4 de las verduras frescas sobre el pan de sándwich y adorne con 1/4 de la mezcla de aves Satay. Coloque las tapas de los sándwiches y ofrézcalos o envuélvalos para el viaje.

¡Disfrutar!

Ensalada De Pollo Cleopatra

ingredientes

1 ½ pechuga de pollo

2 cucharadas. aceite de oliva virgen extra

1/4 cucharadita copos rojos triturados

4 dientes de ajo machacados

1/2 vaso de vino blanco seco

1/2 naranja, recién exprimida

Un puñado de perejil de hoja plana en rodajas

Sodio grueso y pimienta negra

Método

Caliente un paquete antiadherente grande en la estufa. Añadir el aceite de oliva virgen extra y calentar. Agregue el empuje machacado, los dientes de ajo machacados y la pechuga de pollo. Dorar las pechugas de pollo hasta que estén bien doradas por todos lados, unos 5-6 minutos. Deje que el líquido se cocine y los tiernos se cocinen, aproximadamente 3-4 minutos más, luego retire la sartén del fuego. Exprima el jugo de lima recién exprimido sobre las aves y sirva con una dosis de perejil y sal al gusto. Servir inmediatamente.

¡Disfrutar!

Ensalada tailandesa-vietnamita

ingredientes

3 lechugas latinas picadas

2 tazas de plántulas de vegetales frescos, de cualquier variedad

1 taza de daikon o rábanos rojos rebanados a la perfección

2 tazas de guisantes

8 chalotes, cortados al bies

½ pepino sin semillas, cortado por la mitad a lo largo

1 pinta de tomates en rama amarillos o rojos

1 cebolla morada, cortada en cuartos y rebanada perfectamente

1 selección de grandes resultados frescos en, recortado

1 selección de albahaca fresca, cortada

2 paquetes de 2 onzas de artículos con nueces en rodajas, que se pueden encontrar en el pasillo de horneado

8 tostadas de almendra o anís, cortadas en trozos de 1 pulgada

1/4 taza de salsa de soya tamari negra

2 cucharadas. aceite vegetal

4 a 8 chuletas de ave en rodajas finas, según el tamaño

Sal y pimienta negra fresca

1 libra. Mahi mahi

1 lima madura

Método

Combine todos los ingredientes en un tazón grande y sirva frío.

¡Disfrutar!

ensalada navideña

ingredientes

Spray antiadherente para preparación de alimentos

2 cucharadas. sirope de nuez

2 cucharadas. azúcar morena

2 cucharadas. sidra de manzana

1 libra de harina de jamón, completamente lista, en cubos grandes

½ libra de grano por corbatín, cocido

3 cucharadas deliciosos pepinillos en rodajas

Lechuga

½ taza de cebolla morada rebanada

1 taza de Gouda en cubitos pequeños

3 cucharadas hojas de perejil fresco en rodajas

Vinagreta, sigue la fórmula

Frijoles Marinados Orgánicos:

1 libra de guisantes, disminución, cortados en tercios

1 cucharadita. ajo rebanado

1 cucharadita. copos de empuje rojo

2 cucharaditas aceite de oliva virgen extra

1 cucharadita. vinagre blanco

Pizca de sal

pimienta negra

Método

Precaliente la estufa a 350 grados F. Aplique aceite en aerosol antiadherente a una bandeja para hornear. En un plato mediano, mezcle el jarabe de nuez, la glucosa marrón y la sidra de manzana. Agregue el jamón y mezcle bien. Coloque la mezcla de jamón en la sartén y cocine hasta que esté caliente y el jamón adquiera color, unos 20-25 minutos. Retirar del horno y reservar.

Añadir el trigo, los pepinillos y el perejil al plato con la vinagreta y mezclar hasta cubrir. Cubra un plato grande para ofrendas con lechuga Bibb y agregue el queso parmesano. Coloque la cebolla roja, el queso gouda, los guisantes marinados y el jamón preparado en filas sobre el grano. Servir.

¡Disfrutar!

Ensalada De Patata Verde

ingredientes

7 a 8 chalotes, limpios, secos y cortados en trozos, partes verdes y blancas

1 pequeña selección de cebollino, en rodajas

1 cucharadita. Sal kosher

Pimienta blanca recién molida

2 cucharadas. agua

8 cucharadas aceite de oliva virgen extra

2 apio rojo bliss por peso corporal, lavado

3 hojas de laurel

6 cucharadas vinagre negro

2 chalotes, pelados, cortados en cuartos a lo largo, en rodajas finas

2 cucharadas. mostaza Dijon suave

1 cucharada. alcaparras en rodajas

1 cucharadita. líquido de alcaparras

1 manojo de estragón, picado

Método

En una licuadora, mezcle la chalota y las cebolletas. Sazonar con sal al gusto. Agregue agua y mezcle. Vierta 5 cucharadas. del aceite de oliva virgen extra a través de la parte superior de la batidora lentamente y batir hasta que quede suave. Ponga a hervir el apio en una olla con agua, baje el fuego y cocine a fuego lento. Sazone el agua con una pizca de sal y agregue las hojas de laurel. Cocine a fuego lento el apio hasta que esté tierno cuando se pincha con la punta de una cuchilla, aproximadamente 20 minutos.

En un plato lo suficientemente grande como para contener el apio, mezcle el vinagre negro, la chalota, la mostaza, las alcaparras y el estragón. Añadir el aceite de oliva virgen extra restante. Escurrir el apio y quitar las hojas de laurel.

Disponer el apio en el plato y picarlo con cuidado con los dientes de un tenedor. Sazone cuidadosamente con refuerzo y sodio y mezcle bien. Terminar añadiendo la mezcla de chalota y aceite de oliva virgen extra. Mezclar bien. Mantenga caliente a 70 grados hasta que esté listo para servir.

¡Disfrutar!

Ensalada de maíz

ingredientes

3 mazorcas de maíz dulce

1/2 taza de cebollas rebanadas

1/2 taza de pimientos en rodajas

1/2 taza de tomates en rodajas

Sal al gusto

Para el aderezo de ensalada

2 cucharadas. Aceite de oliva

2 cucharadas. Jugo de limon

2 cucharaditas Chile en polvo

Método

Las mazorcas de maíz se deben asar a fuego medio hasta que estén ligeramente quemadas. Después de asarlos, los granos de las mazorcas se deben quitar con la ayuda de un cuchillo. Ahora tome un tazón y mezcle los granos, las cebollas picadas, los pimientos y los tomates con la sal y luego deje el tazón a un lado. Ahora prepare el aderezo para ensaladas mezclando el aceite de oliva, el jugo de limón y el chile en polvo y luego déjelo enfriar. Antes de servir, vierta el aderezo sobre la ensalada y sirva.

¡Disfrutar!

Ensalada de col y uva

ingredientes

2 repollo, picado

2 tazas de uvas verdes cortadas por la mitad

1/2 taza de cilantro finamente picado

2 chiles verdes, picados

Aceite de oliva

2 cucharadas. Jugo de limon

2 cucharaditas Azúcar en polvo

Sal y pimienta para probar

Método

Para preparar el aderezo para ensaladas, tome el aceite de oliva, el jugo de limón con el azúcar, la sal y la pimienta en un tazón y mezcle bien y luego refrigere. Ahora lleva el resto de los ingredientes a otro bol, mezcla bien y reserva. Antes de servir la ensalada, agregue el aderezo frío para ensaladas y mezcle suavemente.

¡Disfrutar!

Ensalada de cítricos

ingredientes

1 taza de pasta integral, cocida

1/2 taza de pimientos en rodajas

1/2 taza de zanahorias, blanqueadas y picadas

1 cebolla verde, picada

1/2 taza de naranjas, cortadas en gajos

1/2 taza de rodajas de lima dulce

1 taza de brotes de soja

1 taza de cuajada, baja en grasa

2-3 cucharadas de hojas de menta

1 cucharadita. Mostaza en polvo

2 cucharadas. Azúcar en polvo

Sal al gusto

Método

Para hacer el aderezo, añade a un bol la cuajada, las hojas de menta, la mostaza en polvo, el azúcar y la sal y mezcla bien hasta que el azúcar se disuelva. Mezcle el resto de los ingredientes en otro tazón y luego déjelo reposar. Antes de servir, agregue el aderezo a la ensalada y sirva frío.

¡Disfrutar!

Ensalada de frutas y lechuga

ingredientes

2-3 hojas de lechuga, cortadas en trozos

1 papa, picada

½ taza de uvas

2 naranjas

½ taza de fresas

1 sandía

2 cucharadas. Jugo de limon

1 cucharada. Cariño

1 cucharadita. hojuelas de chile rojo

Método

Tome el jugo de limón, la miel y las hojuelas de chile en un tazón y mezcle bien y luego reserve. Ahora echa el resto de los ingredientes en otro bol y mézclalos bien. Antes de servir, agregue el aderezo a la ensalada y sirva de inmediato.

¡Disfrutar!

Ensalada de manzana y lechuga

ingredientes

1/2 taza de puré de melón

1 cucharadita. semillas de comino, tostadas

1 cucharadita. Cilantro

Sal y pimienta para probar

2-3 lechugas, cortadas en trozos

1 repollo, picado

1 zanahoria, rallada

1 pimiento cortado en cubos

2 cucharadas. Jugo de limon

½ taza de uvas picadas

2 manzanas, picadas

2 cebollas verdes, picadas

Método

Tome el repollo, la lechuga, las zanahorias ralladas y los pimientos en una cacerola y cubra con agua fría y hierva y cocine hasta que estén crujientes, esto puede tomar hasta 30 minutos. En este punto, escúrrelos y átalos con un paño y métalos en el refrigerador. Ahora se toman las manzanas con el jugo de limón en un bol y se guardan en el frigorífico. Ahora echa el resto de los ingredientes en un bol y mézclalos bien. Sirve la ensalada inmediatamente.

¡Disfrutar!

Ensalada de frijoles y pimientos

ingredientes

1 taza de frijoles pintos, hervidos

1 taza de garbanzos, remojados y hervidos

Aceite de oliva

2 cebollas, picadas

1 cucharadita. cilantro picado

1 pimiento

2 cucharadas. Jugo de limon

1 cucharadita. Chile en polvo

sal

Método

Pinchar los pimientos con un tenedor y luego pincelarlos con aceite y luego asarlos a fuego lento. En este punto se sumergen los pimientos en agua fría y luego se les quita la piel quemada para luego cortarlos en rodajas. Agregue el resto de los ingredientes al chile y luego mezcle bien. Antes de servir, déjelo enfriar durante una hora o más.

¡¡Disfrutar!!

Ensalada de zanahorias y dátiles

ingredientes

1 ½ taza de zanahoria, rallada

1 cabeza de lechuga

2 cucharadas. de almendras tostadas y picadas

Aderezo de miel y limón

Método

Pon las zanahorias ralladas en una cacerola con agua fría y mantenlas durante unos 10 minutos, luego escúrrelas. Ahora se debe repetir lo mismo con la cabeza de lechuga. Ahora toma las zanahorias y la lechuga con los demás ingredientes en un bol y refrigéralo antes de servir. Servir la ensalada espolvoreándola con las almendras tostadas y troceadas.

¡¡Disfrutar!!

Aderezo cremoso de pimienta para ensalada

ingredientes

2 tazas de mayonesa

1/2 taza de leche

agua

2 cucharadas. vinagre de sidra de manzana

2 cucharadas. Jugo de limon

2 cucharadas. queso parmesano

sal

Una pizca de salsa de chile

Una pizca de salsa Worcestershire

Método

Coge un bol grande, recoge dentro todos los ingredientes y mézclalos bien, para que no queden grumos. Cuando la mezcla haya alcanzado la consistencia cremosa deseada, viértala en su ensalada de frutas y verduras frescas y luego la ensalada con el aderezo para ensaladas estará lista para servir. Este aderezo de pimienta cremoso y picante no solo se sirve bien con ensaladas, sino que también se puede servir con pollo, hamburguesas y sándwiches.

¡Disfrutar!

ensalada hawaiana

ingredientes

Para el aderezo de naranja

Una cuchara. de harina de maíz

Sobre una taza de calabaza naranja

1/2 taza de jugo de naranja

Canela en polvo

para la ensalada

5-6 hojas de lechuga

1 piña, cortada en cubos

2 plátanos, cortados en trozos

1 pepino, cortado en cubos

2 tomates

2 naranjas, cortadas en gajos

4 dátiles negros

Sal al gusto

Método

Para hacer el aderezo para ensaladas, tome un tazón y mezcle la maicena con el jugo de naranja, luego agregue la calabaza naranja al tazón y cocine hasta que la consistencia del aderezo se espese. Luego agregue la canela en polvo y el chile en polvo al tazón y déjelo enfriar en el refrigerador por unas horas. Luego prepara la ensalada, toma las hojas de lechuga en un recipiente y cúbrelo con agua durante unos 15 minutos. Ahora se ponen en un bol los tomates en rodajas con los trozos de piña, la manzana, el plátano, el pepino y los gajos de naranja dentro con sal al gusto y se mezcla bien. Ahora agréguelo a las hojas de lechuga y luego vierta el aderezo frío sobre la ensalada antes de servir.

¡¡Disfrutar!!

Ensalada De Pollo Al Curry

ingredientes

2 pechugas de pollo deshuesadas y sin piel, cocidas y partidas a la mitad

3 - 4 tallos de apio picados

1/2 taza de mayonesa, baja en grasa

2-3 cucharaditas de curry en polvo

Método

Tome las pechugas de pollo deshuesadas y sin piel cocinadas con el resto de los ingredientes, el apio, la mayonesa baja en grasa, el curry en polvo en un tazón mediano y mezcle bien. Así que esta deliciosa y fácil receta está lista para servir. Esta ensalada se puede utilizar como relleno de sándwich con lechuga encima del pan.

¡¡Disfrutar!!

Ensalada de espinacas y fresas

ingredientes

2 cucharaditas semillas de sésamo

2 cucharaditas Semillas de amapola

2 cucharaditas azucar blanca

Aceite de oliva

2 cucharaditas Pimenton

2 cucharaditas vinagre blanco

2 cucharaditas salsa inglesa

Cebolla picada

Espinacas, lavadas y cortadas en trozos

Un cuarto de fresas, cortadas en trozos

Menos de una taza de almendras, plateadas y blanqueadas

Método

Toma un tazón mediano; mezclar las semillas de amapola, las semillas de sésamo, el azúcar, el aceite de oliva, el vinagre y el pimentón junto con la salsa inglesa y la cebolla. Mézclelos bien y cúbralos y luego congélelos durante al menos una hora. Tome otro tazón y mezcle las espinacas, las fresas y las almendras, luego vierta la mezcla de hierbas sobre él y luego refrigere la ensalada antes de servirla durante al menos 15 minutos.

¡Disfrutar!

Ensalada de restaurante

ingredientes

Una bolsa de 16 onzas de mezcla de ensalada de col

1 cebolla, picada

Menos de una taza de aderezo cremoso para ensaladas

Aceite vegetal

1/2 taza de azúcar blanca

sal

Semillas de amapola

vinagre blanco

Método

Consigue un tazón grande; mezcle la mezcla de ensalada de col y las cebollas juntas. Ahora tome otro tazón y mezcle el aderezo para ensaladas, el aceite vegetal, el vinagre, el azúcar, la sal y las semillas de amapola. Después de mezclarlos bien, agregue la mezcla a la mezcla de ensalada de col y cubra bien. Antes de servir la deliciosa ensalada, métela en el refrigerador por al menos una o dos horas.

¡Disfrutar!

Ensalada clásica de macarrones

ingredientes

4 tazas de macarrones de codito, crudos

1 taza de mayonesa

Menos de una taza de vinagre blanco destilado

1 taza de azúcar blanca

1 cucharadita. Mostaza

sal

Pimienta negra, molida

Una cebolla grande, finamente picada

Aproximadamente una taza de zanahorias ralladas

2-3 tallos de apio

2 pimientos picantes picados

Método

Tome una olla grande y ponga agua con sal y hierva, agregue los macarrones y cocine y deje que se enfríe durante unos 10 minutos y luego escurra. Ahora tome un tazón grande y agregue el vinagre, la mayonesa, el azúcar, el vinagre, las mostazas, la sal y la pimienta y mezcle bien. Cuando esté bien mezclado, agregue el apio, los pimientos verdes, la pimienta de Jamaica, las zanahorias y los macarrones y mezcle bien nuevamente. Después de mezclar bien todos los ingredientes, déjalo en el refrigerador durante al menos 4-5 horas antes de servir la deliciosa ensalada.

¡Disfrutar!

Ensalada de pera al roquefort

ingredientes

Lechuga, cortada en trozos

Unas 3-4 peras, peladas y picadas

Una lata de queso roquefort, rallado o desmenuzado

cebollas verdes, en rodajas

Sobre una taza de azúcar blanca

1/2 lata de pecanas

Aceite de oliva

2 cucharaditas vinagre de vino tinto

Mostaza, al gusto

Un diente de ajo

Sal y pimienta negra, al gusto

Método

Tome una sartén y caliente el aceite a fuego medio, luego mezcle el azúcar con las nueces y siga revolviendo hasta que el azúcar se haya disuelto y las nueces se hayan caramelizado, luego déjelas enfriar. Ahora tome otro tazón y agregue el aceite, el vinagre, el azúcar, la mostaza, el ajo, la sal y la pimienta negra y mezcle bien. Ahora mezcle la lechuga, las peras y el queso azul, el aguacate y las cebollas verdes en un tazón, luego agregue la mezcla de condimentos y luego espolvoree las nueces caramelizadas y sirva.

¡¡Disfrutar!!

Ensalada de atún Barbie

ingredientes

Una lata de atún albacora

½ taza de mayonesa

Una cuchara. de queso parmesano

Encurtido dulce, al gusto

Hojuelas de cebolla, al gusto

Curry en polvo, al gusto

Perejil seco, al gusto

Eneldo, seco, al gusto

Ajo en polvo, al gusto

Método

Tome un tazón y agregue todos los ingredientes y mezcle bien. Antes de servir, déjelos enfriar durante una hora.

¡¡Disfrutar!!

Ensalada navideña de pollo

ingredientes

1 libra de carne de pollo, cocida

una taza de mayonesa

Una cucharadita. de pimentón

Unas dos tazas de arándanos secos

2 cebollas verdes, finamente picadas

2 pimientos verdes, picados

Una taza de pecanas picadas

Sal y pimienta negra, al gusto

Método

Tome un tazón mediano, mezcle la mayonesa, el pimentón y luego sazónelos al gusto y sazone con sal si es necesario. Ahora toma los arándanos, el apio, los pimientos, las cebollas y las nueces y mézclalos bien. Ahora agregue el pollo cocido y luego mezcle bien nuevamente. Sazonarlos al gusto y luego agregar un poco de pimienta negra molida si es necesario. Antes de servir, déjelo enfriar durante al menos una hora.

¡¡Disfrutar!!

ensalada mexicana de frijol

ingredientes

Una lata de frijoles negros

Una lata de frijoles rojos

Una lata de frijoles cannellini

2 pimientos verdes, picados

2 pimientos rojos

Un paquete de granos de maíz congelados

1 cebolla roja, finamente picada

Aceite de oliva

1 cucharada. vinagre de vino tinto

½ taza de jugo de limón

sal

1 ajo, machacado

1 cucharada. cilantro

1 cucharadita. comino molido

pimienta negra

1 cucharadita. Salsa picante

1 cucharadita. Chile en polvo

Método

Tome un tazón y mezcle los frijoles, los pimientos, el maíz congelado y las cebollas rojas. Ahora tome otro tazón pequeño, mezcle el aceite, el vinagre de vino tinto, el jugo de limón, el cilantro, el comino, la pimienta negra y luego sazone al gusto y agregue la salsa picante con el chile en polvo. Vierta el aderezo y mezcle bien. Antes de servir, déjelos enfriar durante una hora o dos.

¡¡Disfrutar!!

Ensalada De Pasta Ranch Con Tocino

ingredientes

Un tarro de rotini tricolor crudo

9-10 rebanadas de tocino

una taza de mayonesa

Mezcla de aderezo para ensaladas

1 cucharadita. Polvo de ajo

1 cucharadita. pimienta de ajo

1/2 taza de leche

1 tomate, picado

Una lata de aceitunas negras

Una taza de queso cheddar, rallado

Método

Tome un poco de agua con sal en una cacerola y llevar a ebullición. Cocine la pasta hasta que se ablande durante unos 8 minutos. En este punto, toma una sartén y calienta el aceite en una sartén y cocina el tocino y cuando esté cocido, escúrrelo y luego pícalo. Tome otro tazón y agregue los otros ingredientes y luego agréguelo a la pasta y la panceta. Servir debidamente mezclado.

¡¡Disfrutar!!

ensalada de patata roja

ingredientes

4 patatas rojas nuevas, limpias y lavadas

2 huevos

Una libra de tocino

Cebolla, finamente picada

Un tallo de apio, picado

Aproximadamente 2 tazas de mayonesa

Sal y pimienta para probar

Método

Ponga agua con sal en una cacerola y hierva, luego agregue las papas nuevas y cocine por unos 15 minutos, hasta que estén tiernas. Luego escurra las papas y déjelas enfriar. Ahora ponga los huevos en una cacerola y cúbralos con agua fría y luego hierva el agua y luego retire la cacerola del fuego y déjela a un lado. En este punto, cocina el tocino, escúrrelo y déjalo a un lado. Ahora agregue los ingredientes con las papas y el tocino y mezcle bien. Enfriar y servir.

¡¡Disfrutar!!

Ensalada de judías negras y cuscús

ingredientes

Una taza de cuscús, crudo

Unas dos tazas de caldo de pollo.

Aceite de oliva

2-3 cucharadas Jugo de lima

2-3 cucharadas vinagre de vino tinto

Comino

2 cebollas verdes, picadas

1 pimiento rojo picado

Cilantro, recién picado

Una taza de granos de maíz congelados

Dos latas de frijoles negros

Sal y pimienta para probar

Método

Hervir el caldo de pollo y luego agregar el cuscús, y cocinar tapando la sartén y luego reservar. Ahora mezcle el aceite de oliva, el jugo de limón, el vinagre y el comino, luego agregue las cebollas, la pimienta, el cilantro, el maíz, los frijoles y la capa. En este punto, mezcle todos los ingredientes y luego, antes de servir, déjelos enfriar por unas horas.

¡¡Disfrutar!!

Ensalada griega de pollo griego

ingredientes

2 tazas de pollo, cocido

1/2 taza de zanahorias, en rodajas

1/2 taza de pepino

Aproximadamente una taza de aceitunas negras picadas

Aproximadamente una taza de queso feta, rallado o desmenuzado

aderezo italiano para ensaladas

Método

Tome un tazón grande, tome el pollo cocido, las zanahorias, el pepino, las aceitunas y el queso y mezcle bien. Ahora agregue la mezcla de aderezo para ensaladas y mezcle bien nuevamente. Ahora refrigere el tazón, cubriéndolo. Servir cuando esté frío.

¡¡Disfrutar!!

Ensalada de pollo elegante

ingredientes

½ taza de mayonesa

2 cucharadas. vinagre de sidra de manzana

1 ajo picado

1 cucharadita. Eneldo fresco, finamente picado

Una libra de pechuga de pollo cocida sin piel y sin huesos

½ taza de queso feta, rallado

1 pimiento rojo

Método

La mayonesa, el vinagre, el ajo y el eneldo se deben mezclar bien y se pueden guardar en el refrigerador durante al menos 6-7 horas o toda la noche. Ahora se le mezcla el pollo, los pimientos y el queso para luego dejarlo enfriar unas horas y luego servir la saludable y deliciosa receta de ensalada.

¡¡Disfrutar!!

Ensalada de pollo con curry afrutado

ingredientes

4-5 pechugas de pollo, cocidas

Un tallo de apio, picado

Cebollas verdes

Sobre una taza de pasas doradas

Manzana, pelada y en rodajas

pecanas, tostadas

Uva verde, sin pepitas y cortada por la mitad

polvo de curry

Una taza de mayonesa baja en grasas

Método

Tome un tazón grande y tome todos los ingredientes, como apio, cebollas, pasas, manzanas en rodajas, nueces tostadas, uvas verdes sin semillas con curry y mayonesa y mezcle bien. Cuando estén bien mezclados, déjalos reposar unos minutos y luego sirve la deliciosa y saludable ensalada de pollo.

¡¡Disfrutar!!

Maravillosa ensalada de pollo al curry

ingredientes

Alrededor de 4-5 pechugas de pollo deshuesadas y sin piel, cortadas por la mitad

una taza de mayonesa

Sobre una taza de chutney

Una cucharadita. de curry en polvo

Sobre una cucharadita. de pimienta

Pecanas, alrededor de una taza, picadas

Una taza de uvas, sin pepitas y cortadas por la mitad

1/2 taza de cebollas, finamente picadas

Método

Toma una sartén grande, cocina las pechugas de pollo por unos 10 minutos y cuando estén cocidas, córtalas en trozos con ayuda de un tenedor. Luego escúrralos y déjelos enfriar. Ahora tome otro tazón y agregue la mayonesa, la salsa picante, el curry en polvo y la pimienta y luego mézclelos. Luego mezcle las pechugas de pollo cocidas y desmenuzadas en la mezcla y luego vierta las nueces, el curry en polvo y la pimienta. Antes de servir, refrigere la ensalada por unas horas. Esta ensalada es una excelente opción para hamburguesas y sándwiches.

¡Disfrutar!

Ensalada picante de zanahoria

ingredientes

2 zanahorias, picadas

1 ajo picado

Aproximadamente una taza de agua 2-3 cucharadas. Jugo de limon

Aceite de oliva

Sal al gusto

Pimienta al gusto

chile en trozos

Perejil, fresco y picado

Método

Lleva las zanahorias al microondas y cuécelas unos minutos con el ajo picado y el agua. Retíralo del microondas cuando la zanahoria esté cocida y blanda. Luego escurra las zanahorias y déjelas a un lado. Ahora el jugo de limón, el aceite de oliva, las hojuelas de pimienta, la sal y el perejil se agregan al tazón de zanahoria y se mezclan bien. Deje que se enfríe durante unas horas y luego la deliciosa ensalada picante estará lista para servir.

¡¡Disfrutar!!

Ensalada asiática de manzana

ingredientes

2-3 cucharaditas Vinagre de arroz 2-3 cucharadas. Jugo de lima

Sal al gusto

azúcar

1 cucharadita. Salsa de pescado

1 jícama juliana

1 manzana, picada

2 cebolletas, finamente picadas

menta

Método

El vinagre de arroz, la sal, el azúcar, el jugo de lima y la salsa de pescado deben mezclarse bien en un tazón mediano. Cuando esté bien licuado, se echan las jícamas cortadas en juliana al bowl con las manzanas troceadas y se mezcla bien. Luego agregue y mezcle las chuletas de chalote y la menta. Antes de servir la ensalada con su sándwich o hamburguesa, déjala enfriar un rato.

¡¡Disfrutar!!

Ensalada de calabaza y cebada

ingredientes

1 calabacín

2 chalotes, picados

1 calabaza amarilla

Aceite de oliva

Una lata de cebada cocida cocida

eneldo

Perejil

½ taza de queso de cabra, rallado

Pimienta y sal, al gusto

Método

Los calabacines, la chalota picada con la calabaza amarilla se deben dorar en aceite de oliva a fuego medio. Deben cocinarse durante unos minutos hasta que se ablanden. Ahora transfiéralos a un tazón y vierta la cebada cocida, el perejil, el queso de cabra picado, el eneldo, la sal y la pimienta y luego mezcle nuevamente. Antes de servir el plato, deje que la ensalada se enfríe durante unas horas.

¡¡Disfrutar!!

Ensalada con berros

ingredientes

1 sandía, cortada en cubos

2 duraznos, cortados en gajos

1 manojo de berros

Aceite de oliva

½ taza de jugo de limón

Sal al gusto

Pimienta al gusto

Método

Los dados de sandía y los gajos de melocotón se mezclan con los berros en un bol mediano y luego se espolvorean con el aceite de oliva y el jugo de lima. Luego sazónelas al gusto y si es necesario agregue sal y pimienta, al gusto. Cuando todos los ingredientes estén bien mezclados y bien mezclados, resérvelo o también puede guardarlo en el refrigerador por unas horas y luego la rica pero saludable ensalada de frutas estará lista para servir.

¡¡Disfrutar!!

ensalada César

ingredientes

3 dientes de ajo, picados

3 anchoas

½ taza de jugo de limón

1 cucharadita. salsa inglesa

Aceite de oliva

una yema de huevo

1 cabeza de lechuga romana

½ taza de queso parmesano, rallado

tostada

Método

Licúa los dientes de ajo picados con las anchoas y el jugo de limón, agrega la salsa inglesa, la sal, la pimienta y la yema de huevo y licúa nuevamente hasta obtener una mezcla homogénea. Esta mezcla se hace con ayuda de una batidora a baja velocidad, ahora se le agrega poco a poco y poco a poco el aceite de oliva y luego se le echa la lechuga romana. Luego, la mezcla debe reservarse por un tiempo. Sirva la ensalada con una pizca de queso parmesano y picatostes.

¡¡Disfrutar!!

Ensalada De Pollo Y Mango

ingredientes

2 pechugas de pollo, sin hueso, cortadas en trozos

Mezclum de verduras

2 mangos, cortados en cubitos

¼ taza de jugo de limón

1 cucharadita. jengibre rallado

2 cucharaditas Cariño

Aceite de oliva

Método

Se debe batir en un bol el jugo de limón y la miel y luego agregar el jengibre rallado y agregar también el aceite de oliva. Después de mezclar bien los ingredientes en el bol, reservar. Luego, el pollo se asa a la parrilla y luego se deja enfriar, y después de que se haya enfriado, se corta el pollo en cubos fáciles de morder. Luego lleva el pollo al bol y mézclalo bien con las verduras y los mangos. Después de mezclar bien todos los ingredientes, déjelo enfriar y sirva la deliciosa e interesante ensalada.

¡¡Disfrutar!!

Ensalada de naranja con mozzarella

ingredientes

2-3 naranjas, cortadas en rodajas

Queso mozzarella

hojas de albahaca fresca, picadas

Aceite de oliva

Sal al gusto

Pimienta al gusto

Método

La mozzarella y las rodajas de naranja se mezclan, con las hojas de albahaca fresca partidas en trozos. Después de mezclarlos bien, rocíe la mezcla con aceite de oliva y sazone al gusto. Luego, si es necesario, agregue sal y pimienta al gusto. Antes de servir la ensalada, déjela enfriar durante unas horas, ya que esto le dará a la ensalada los sabores adecuados.

¡¡Disfrutar!!

Ensalada De Tres Frijoles

ingredientes

1/2 taza de vinagre de sidra

Sobre una taza de azúcar

Una taza de aceite vegetal

Sal al gusto

½ taza de judías verdes

½ taza de frijoles de cera

½ taza de frijoles pintos

2 cebollas rojas, finamente picadas

Sal y pimienta para probar

Hojas de perejil

Método

Se pone en un cazo el vinagre de manzana con el aceite vegetal, el azúcar y la sal y se lleva a ebullición, luego se añaden las alubias con las cebollas moradas en rodajas y se deja macerar al menos una hora. Después de una hora, sazone con sal, sazone con sal y pimienta si es necesario y luego sirva con perejil fresco.

¡¡Disfrutar!!

Ensalada de tofu y miso

ingredientes

1 cucharadita. Jengibre, finamente picado

3-4 cucharadas de miso

agua

1 cucharada. de vinagre de arroz

1 cucharadita. Salsa de soja

1 cucharadita. Pasta de chile

1/2 taza de aceite de maní

Una espinaca baby, picada

½ taza de tofu, cortado en trozos

Método

El jengibre picado se machaca con miso, agua, vinagre de arroz, salsa de soja y pasta de chile. Entonces, esta mezcla debe mezclarse con media taza de aceite de maní. Cuando estén bien mezclados, agregue el tofu cortado en cubitos y las espinacas picadas. Enfriar y servir.

¡¡Disfrutar!!

Ensalada japonesa de rábanos

ingredientes

1 sandía, cortada en rodajas

1 rábano, en rodajas

1 chalota

1 baraja verde bebé

Visor

1 cucharadita. Vinagre de arroz

1 cucharadita. Salsa de soja

1 cucharadita. jengibre rallado

sal

aceite de sésamo

Aceite vegetal

Método

Tome la sandía, el rábano con cebolletas y verduras en un tazón y reserve. Ahora tome otro recipiente, agregue el mirin, el vinagre, la sal, el jengibre rallado, la salsa de soya con aceite de sésamo y aceite vegetal y luego mezcle bien. Cuando los ingredientes en el tazón estén bien mezclados, extienda esta mezcla sobre el tazón de sandías y rábanos. Entonces la ensalada interesante pero muy sabrosa está lista para ser servida.

¡¡Disfrutar!!

Ensalada del sudoeste

ingredientes

1 taza de mayonesa

1 taza de suero de leche

1 cucharadita. Salsa Worcestershire tibia

1 cucharadita. cilantro

3 cebolletas

1 cucharada. piel de naranja

1 ajo picado

1 cabeza de lechuga romana

1 aguacate, cortado en cubitos

jícama

½ taza de queso picante, rallado o desmoronado

2 naranjas, cortadas en gajos

Sal al gusto

Método

La mayonesa y el suero de leche se mezclan con la salsa Worcestershire tibia, la chalota, la ralladura de naranja, el cilantro, el ajo picado y la sal. Ahora toma otro tazón y mezcla la lechuga romana, los aguacates y las jícamas con las naranjas y el queso rallado. Ahora vierta el puré de suero de leche en el tazón de naranjas y déjelo a un lado antes de servir para obtener el sabor correcto de la ensalada.

¡¡Disfrutar!!

Ensalada caprese con pasta

ingredientes

1 paquete de Fusilli

1 taza de mozzarella, cortada en cubitos

2 tomates, sin semillas y picados

hojas de albahaca fresca

¼ taza de piñones, tostados

1 ajo picado

Sal y pimienta para probar

Método

Los fusilli deben cocinarse de acuerdo con las instrucciones y luego reservarse para que se enfríen. Después de que se haya enfriado, mézclelo con la mozzarella, los tomates, los piñones tostados, el ajo picado y las hojas de albahaca y sazone al gusto, agregando sal y pimienta si es necesario, según su gusto. Deje toda la mezcla de ensalada a un lado para que se enfríe y luego sírvala con sus sándwiches o hamburguesas o cualquiera de sus comidas.

¡¡Disfrutar!!

Ensalada De Trucha Ahumada

ingredientes

2 cucharadas. vinagre de sidra de manzana

Aceite de oliva

2 chalotes, picados

1 cucharadita. Rábano picante

1 cucharadita. mostaza de Dijon

1 cucharadita. Cariño

Sal y pimienta para probar

1 lata de trucha ahumada, en escamas

2 manzanas, cortadas en rodajas

2 remolachas, en rodajas

Ensalada de rúcula

Método

Tome un tazón grande y agregue las escamas de trucha ahumada con manzanas en juliana, remolacha y rúcula y luego deje el tazón a un lado. Ahora tome otro tazón y mezcle el vinagre de sidra de manzana, el aceite de oliva, el rábano picante, la chalota picada, la miel y la mostaza Dijon y luego sazone la mezcla al gusto y luego agregue sal y pimienta si es necesario, según su gusto. Ahora coge esta mezcla y viértela sobre el bol de manzanas en juliana y mezcla bien para luego servir la ensalada.

¡¡Disfrutar!!

Ensalada de huevo con frijoles

ingredientes

1 taza de judías verdes, blanqueadas

2 rábanos, en rodajas

2 huevos

Aceite de oliva

Sal y pimienta para probar

Método

Los huevos se hierven primero con las acelgas y luego se mezclan con las judías verdes blanqueadas y los rábanos troceados. Mezcle bien, luego espolvoree con aceite de oliva y agregue sal y pimienta al gusto. Cuando todos los ingredientes estén bien mezclados, resérvalos y déjalos enfriar. Cuando la mezcla se haya enfriado, la ensalada está lista para servir.

¡¡Disfrutar!!

ensalada ambrosiana

ingredientes

1 taza de leche de coco

2-3 rodajas de piel de naranja

Unas gotas de esencia de vainilla

1 taza de uvas, rebanadas

2 mandarinas, en rodajas

2 manzanas, cortadas en rodajas

1 coco, rallado y tostado

10-12 nueces, trituradas

Método

Toma un tazón mediano y mezcla la leche de coco, la ralladura de naranja con la esencia de vainilla. Cuando esté bien batido, añadir la mandarina troceada con las manzanas troceadas y las uvas. Después de mezclar bien todos los ingredientes, métela en el refrigerador por una o dos horas antes de servir la deliciosa ensalada. Cuando la ensalada se haya enfriado, sirva la ensalada con un sándwich o una hamburguesa.

¡¡Disfrutar!!

ensalada de cuña

ingredientes

una taza de mayonesa

una taza de queso azul

1/2 taza de suero de leche

una chalota

Cáscara de limón

salsa inglesa

hojas de perejil fresco

Cuñas de icebergs

1 huevo, cocido

1 taza de tocino desmenuzado

Sal y pimienta para probar

Método

Triture la mayonesa con el gorgonzola, el suero de leche, la chalota, la salsa, la ralladura de limón y el perejil. Después de preparar el puré, sazónalo al gusto y si es necesario agrega sal y pimienta al gusto. Ahora coge otro bol y echa las rodajas de iceberg en el bol con el huevo de mimosa, para que el huevo de mimosa manche los huevos duros a través del colador. Ahora vierta el puré de mayonesa sobre el tazón de gajos y mimosa y luego mezcle bien. La ensalada se sirve untando tocino fresco encima.

¡¡Disfrutar!!

Ensalada de pepperoni español

ingredientes

3 cebolletas

4-5 aceitunas

2 pimienta de Jamaica

2 cucharadas. vinagre de jerez

1 cabeza de paprika, ahumada

1 cabeza de lechuga romana

1 puñado de almendras

Un diente de ajo

Rebanadas de pan

Método

Los chalotes deben asarse a la parrilla y luego cortarse en trozos. Ahora coge otro bol y echa en él los pimientos y las aceitunas con las almendras, el pimentón ahumado, el vinagre, la lechuga romana y la chalota asada y picada. Mezclar bien los ingredientes en el bol y reservar. En este punto se asan las rebanadas de pan y cuando estén asadas, se frotan los dientes de ajo sobre las rebanadas y luego se vierte la mezcla de pimienta sobre los panes asados.

¡¡Disfrutar!!

Ensalada de mimosa

ingredientes

2 huevos, duros

½ taza de mantequilla

1 cabeza de lechuga

Vinagre

Aceite de oliva

hierbas, picadas

Método

Tome un tazón mediano y mezcle la lechuga, la mantequilla con vinagre, el aceite de oliva y las hierbas picadas. Después de mezclar bien los ingredientes del tazón, déjelo a un lado por un tiempo. Mientras tanto, se prepara la mimosa. Para preparar la mimosa primero debes pelar los huevos duros y luego con ayuda de un

colador escurrir los huevos duros y así el huevo de mimosa está listo.

Ahora, esta mimosa de huevo debe verterse sobre la ensaladera,

antes de servir la deliciosa ensalada de mimosa.

¡¡Disfrutar!!

Ensalada clásica Waldorf

ingredientes

1/2 taza de mayonesa

2-3 cucharadas CCrea agria

2 cebolletas

2-3 cucharadas Perejil

ralladura y jugo de 1 limón

azúcar

2 manzanas, picadas

1 tallo de apio, picado

nueces

Método

Tome un tazón y luego la mayonesa, la crema agria se bate con cebollino, ralladura y jugo de limón, perejil, pimienta y azúcar. Cuando los ingredientes en el tazón estén bien mezclados, resérvelos. Ahora tome otro tazón y agregue las manzanas, el apio picado y las nueces. Ahora toma la mezcla de mayonesa y sazónala con las manzanas y el apio. Mezclar bien todos los ingredientes, dejar reposar un rato el bol y luego servir la ensalada.

¡¡Disfrutar!!

ensalada de guisantes

ingredientes

Jugo de lima

1 ajo picado

1 cucharadita. comino molido

sal

cilantro

Aceite de oliva

1 taza de guisantes de ojos negros

1 jalapeño, picado o en puré

2 tomates, cortados en cubitos

2 cebollas rojas, finamente picadas

2 aguacates

Método

El jugo de limón se bate con el ajo, el comino, el cilantro, la sal y el aceite de oliva. Cuando todos estos ingredientes estén bien mezclados, sazone esta mezcla con los jalapeños machacados, los frijoles caritas, los aguacates y las cebollas moradas finamente picadas. Cuando todos los ingredientes estén bien mezclados, deja reposar la ensalada unos minutos y luego sirve.

¡¡Disfrutar!!

Ensalada De Pollo Con Jamón

ingredientes

1 rebanada de pan de masa fermentada de 1 onza, cortada en cubos de 1/2 pulgada

Spray para cocinar

1/4 cucharadita albahaca seca

1 pizca de ajo en polvo

1 ½ cucharada aceite de oliva virgen extra, dividido

1 onza de jamón en rodajas muy finas, picado

1 cucharada. jugo de limon fresco

1/8 cucharadita sal

Paquetes de rúcula bebé de 1.5 oz

3/4 onzas de queso Asiago, rallado y dividido, aproximadamente 1/3 taza

3 onzas de pechuga de pollo rostizado deshuesada y sin piel picada

1/2 taza de tomates cherry, cortados a la mitad

Método

Mantenga el horno precalentado a 425 grados F. Engrase ligeramente una bandeja para hornear con aceite en aerosol y coloque los cubos de pan en una sola capa. Espolvoree el ajo en polvo y agregue la albahaca y mezcle bien. Coloque en el horno precalentado y hornee por 10 minutos o hasta que el pan esté crujiente. En una sartén antiadherente grande, echa un chorrito de aceite y dora el jamón hasta que quede crujiente. Retirar de la sartén y escurrir. Mezcle el aceite restante, el jugo de limón y la sal en un tazón. En un bol grande poner la rúcula, la mitad del queso y el jugo, mezclar y mezclar bien. Justo antes de servir, decore la ensalada con el pollo, el jamón crujiente, los tomates, el queso restante y los picatostes, mezcle y sirva.

¡Disfrutar!

Deliciosa Ensalada De Rúcula Con Camarones

ingredientes

2 tazas de rúcula sin apretar

1/2 taza de pimiento rojo cortado en juliana

1/4 taza de zanahoria, en juliana

1 1/2 cucharada aceite de oliva virgen extra, dividido

1 cucharadita. romero fresco picado

1/4 cucharadita pimiento picante picado

1 diente de ajo, en rodajas finas

8 camarones grandes, pelados y limpios

1 1/2 cucharada vinagre balsámico blanco

Método

En un bol grande, mezcle la rúcula, el pimiento rojo y las zanahorias. En una sartén grande agregue aproximadamente 1 cucharada. de aceite y caliéntalo a fuego medio. Coloque la pimienta, el ajo y el romero en la sartén y cocine hasta que el ajo se ablande. Añade las gambas y sube el fuego. Cocine hasta que los camarones estén bien cocidos. Pon los camarones en un bol. Agregue el aceite restante y el vinagre a la sartén y caliente hasta que esté caliente. Vierta esta mezcla sobre la mezcla de rúcula y revuelva hasta que la salsa cubra las verduras. Adorne la ensalada de camarones y sirva de inmediato.

¡Disfrutar!

Ensalada De Camarones

ingredientes

2 rebanadas de tocino cortadas en el centro

1/2 libra de camarones grandes, pelados y limpios

1/4 cucharadita pimenton

1/8 cucharadita pimienta negra

Spray para cocinar

1/8 cucharadita sal, por separado

1 1/4 cucharada jugo de limon fresco

3/4 cucharada aceite de oliva virgen extra

1/4 cucharadita mostaza Dijon entera

1/2 paquete de 10 onzas de ensalada romana

1 taza de tomates cherry, en cuartos

1/2 taza de zanahorias picadas

1/2 taza de maíz entero congelado, descongelado

1/2 aguacate maduro pelado, cortado en 4 gajos

Método

Dorar el tocino en una sartén hasta que esté crujiente. Cortar a lo largo. Limpia la sartén y rocíala con aceite en aerosol. Regrese la sartén al fuego y caliente a fuego medio. Sazone los camarones con un poco de pimienta y pimentón. Agregue los camarones a la sartén y cocine hasta que estén listos. Espolvorear con sal y mezclar bien. En un tazón pequeño combine el jugo de limón, el aceite, la sal y la mostaza en un tazón. Mezcle la lechuga, los camarones, los tomates, la zanahoria, el maíz, el aguacate y el tocino en un tazón y mezcle con el aderezo. Mezclar bien y servir de inmediato.

¡Disfrutar!

Ensalada de melón y jamón

ingredientes

1 1/2 tazas de melón dulce en cubos de 1/2 pulgada

1 1/2 tazas, melón cortado en cubitos de 1/2 pulgada

1 cucharada. menta fresca en rodajas finas

1/2 cucharadita jugo de limon fresco

1/8 cucharadita Pimienta negra recién molida

1 onza de jamón en rodajas finas, cortado en tiras finas

1/4 taza, 2 onzas de Parmigiano-Reggiano fresco en copos

Pimienta negra molida, opcional

ramitas de menta, opcional

Método

Combine todos los ingredientes en un tazón grande y mezcle bien hasta que estén bien cubiertos. Servir adornado con un poco de pimienta y ramitas de menta. Servir inmediatamente.

¡Disfrutar!

Ensalada de maíz y frijoles blancos

ingredientes

1 cabeza de escarola, cortada en cuartos a lo largo y enjuagada

Spray para cocinar

1 onza de tocino, picado

1/2 calabacín mediano, cortado en cuartos y en juliana

1/2 diente de ajo, picado

1/2 taza de granos de elote frescos

1/4 taza de perejil de hoja plana fresco picado

1/2 lata de 15 onzas de frijoles azules, enjuagados y escurridos

1 cucharada. vinagre de vino tinto

1/2 cucharadita aceite de oliva virgen extra

1/4 cucharadita pimienta negra

Método

Cocine la escarola en una sartén grande a fuego medio durante 3 minutos o hasta que comience a marchitarse por los bordes. Limpia la sartén y cúbrela con un poco de aceite en aerosol. Caliente a fuego medio-alto y agregue el tocino, los calabacines y el ajo y saltee hasta que estén tiernos. Agregue el maíz y cocine por otro minuto. Combine la mezcla de maíz y la escarola en un tazón grande. Agregue el perejil y el vinagre y mezcle bien. Agregue los demás ingredientes y mezcle bien. Servir.

¡Disfrutar!

Ensalada de gambas al estilo tailandés

ingredientes

2 onzas de linguini crudo

6 onzas de camarones medianos sin cáscara y desmayados

1/4 taza de jugo de limón fresco

1/2 cucharada azúcar

1/2 cucharada Sriracha, salsa picante, como Huy Fong

1/2 cucharadita salsa de pescado

2 tazas de lechuga romana desgarrada

3/4 taza de cebolla roja, cortada verticalmente

1/8 taza de zanahorias, en juliana

1/4 taza de hojas de menta fresca picadas

1/8 taza de cilantro fresco picado

3 cucharadas anacardos tostados secos picados, sin sal

Método

Prepara la pasta siguiendo las instrucciones del paquete. Cuando la pasta esté casi cocida, añade las gambas y cocina durante 3 minutos. Escurrir y poner en un colador. Deje correr agua fría sobre él. En un tazón, combine el jugo de limón, el azúcar, la Sriracha y la salsa de pescado. Revolver hasta que el azúcar se disuelva. Agregue todos los ingredientes excepto los anacardos. Tira bien. Cubra con los anacardos y sirva inmediatamente.

¡Disfrutar!

Deliciosa ensalada con salsa picante de piña

ingredientes

1/2 libra de pechuga de pollo deshuesada y sin piel

1/2 cucharadita Chile en polvo

1/4 cucharadita sal

Spray para cocinar

3/4 taza de piña fresca en cubos de 1 pulgada, aproximadamente 8 onzas, cantidad dividida

1 cucharada. cilantro fresco picado

1 cucharada. jugo de naranja fresco

2 cucharaditas vinagre de sidra de manzana

1/4 cucharadita chile habanero picado

1/2 diente de ajo grande

1/8 taza de aceite de oliva virgen extra

1/2 taza de jícama, pelada y en juliana

1/3 taza de pimiento rojo en rodajas finas

1/4 taza de cebolla morada en rodajas finas

1/2 paquete de 5 onzas de espinacas frescas, aproximadamente 4 tazas

Método

Bate el pollo a un grosor uniforme y espolvorea con sal y chile en polvo. Rocíe un poco de aceite en aerosol sobre el pollo y colóquelo en una parrilla precalentada y cocine hasta que el pollo esté listo. Manténgase a un lado. Ponga la mitad de la piña, el jugo de naranja, el cilantro, el habanero, el ajo y el vinagre en una licuadora y mezcle hasta que quede suave. Vierta lentamente el aceite de oliva y continúe mezclando hasta que se mezcle y espese. Mezcla los demás ingredientes en un tazón grande. Agregue el pollo y mezcle bien.

Vierta el aderezo y revuelva hasta que todos los ingredientes estén

bien cubiertos con el aderezo. Servir inmediatamente.

¡Disfrutar!

Ensalada de pollo y rúcula a la parrilla

ingredientes

8.6 oz mitades de pechuga de pollo deshuesadas y sin piel

1/2 cucharadita sal

1/2 cucharadita pimienta negra

Spray para cocinar

10 tazas de rúcula

2 tazas de jitomates cherry multicolores, partidos por la mitad

1/2 taza de cebolla morada en rodajas finas

1/2 taza de aderezo para ensalada de aceite de oliva y vinagre, cantidad dividida

20 aceitunas kalamata sin hueso, picadas

1 taza de queso de cabra desmenuzado

Método

Sazone la pechuga de pollo con sal y pimienta. Rocíe una bandeja para hornear con un poco de aceite en aerosol y caliéntela a fuego medio-alto. Coloque el pollo en la sartén y cocine hasta que esté cocido. Manténgase a un lado. En un bol, mezcle los tomates, la rúcula, la cebolla, las aceitunas y 6 cucharadas. vestirse. Cepille el aderezo restante sobre el pollo y córtelo en rodajas. Mezclar el pollo y el tomate, la rúcula y mezclar bien. Servir inmediatamente.

¡Disfrutar!

Ensalada de pasta con salsa y cebollino

ingredientes

2 tazas de pasta conchiglie cruda

2 tazas de guisantes congelados

1/2 taza de mayonesa de colza orgánica

1/2 taza de suero de leche sin grasa

2 cucharadas. cebollino fresco picado

2 cucharaditas tomillo fresco picado

1 cucharadita. sal

1 cucharadita. Pimienta negra recién molida

4 dientes de ajo, picados

4 tazas de rúcula sin apretar

2 cucharaditas aceite de oliva

4 onzas de jamón finamente picado, aproximadamente 1/2 taza

Método

Preparar la pasta según las instrucciones del fabricante. Cuando la pasta esté casi cocida, agrega los guisantes y cocina por 2 minutos. Escurrir y remojar en agua fría. Escurrir de nuevo. En un tazón combine la mayonesa, el suero de leche, las cebolletas, el tomillo, la sal, la pimienta y el ajo y mezcle bien. Añadir la pasta, los guisantes y la rúcula y mezclar bien. Dorar el jamón en una sartén a fuego medio-alto hasta que esté crujiente. Espolvorear sobre la ensalada y servir.

¡Disfrutar!

Salvelino con vinagreta de tomate

ingredientes

Filetes de trucha alpina de 8.6 oz

1 1/2 cucharadita sal, por separado

1 cucharadita. pimienta negra, dividida

Spray para cocinar

8 cucharaditas vinagre balsámico

4 cucharadas aceite de oliva virgen extra

4 cucharaditas chalota picada

2 pintas de tomates cherry, cortados a la mitad

10 tazas de rúcula suelta suelta

4 cucharadas piñones, tostados

Método

Sazone los filetes de trucha alpina con un poco de sal y pimienta.

Cocínelos en una sartén durante unos 4 minutos por ambos lados.

Retire los filetes de la sartén y cubra con una toalla de papel. Limpia la sartén de sus jugos. Vierta el vinagre en un tazón pequeño. Vierta lentamente el aceite y mezcle hasta que espese. Agregue los chalotes y mezcle bien. Agregue los tomates, la sal y la pimienta a la sartén y caliente a fuego alto y cocine hasta que los tomates se ablanden. Agregue el aderezo y mezcle bien. Justo antes de servir, colocar una cama de rúcula en el plato, colocar la trucha alpina y verter la salsa de tomate sobre cada filete. Adorne con algunas nueces y sirva inmediatamente.

¡Disfrutar!

Deliciosa Ensalada De Cangrejo

ingredientes

2 cucharadas. ralladura de limon rallado

10 cucharadas jugo de limón fresco, dividido

2 cucharadas. aceite de oliva virgen extra

2 cucharaditas miel

1 cucharadita. mostaza de Dijon

1/2 cucharadita sal

1/4 cucharadita Pimienta negra recién molida

2 tazas de granos de elote frescos, aproximadamente 2 mazorcas

1/2 taza de hojas de albahaca en rodajas finas

1/2 taza de pimiento rojo picado

4 cucharadas cebolla roja finamente picada

2 libras de carne de cangrejo, sin trozos de caparazón

Rodajas de 16 1/4 pulgadas de grosor de bistec de carne de res

maduro tomate

4 tazas de tomates cherry, cortados a la mitad

Método

En un tazón grande, mezcle la ralladura, 6 cucharadas. jugo de limón, aceite de oliva, miel, mostaza, sal y pimienta. Retire alrededor de 3 cucharadas. de esta mezcla y reservar. Agregue las 6 cucharadas restantes. el jugo de limón, el maíz, la albahaca, el pimiento rojo, la cebolla roja y la carne de cangrejo se mezclan con el jugo restante y se mezclan bien. Agregue los tomates cherry y los tomates cherry y mezcle bien. Justo antes de servir, verter el jugo retenido por encima y servir inmediatamente.

¡Disfrutar!

Ensalada De Pollo Y Cebada

ingredientes

1 taza de cebada cruda

1/2 cucharadita ralladura de limon rallado

6 cucharadas jugo de limon fresco

2 cucharadas. aceite de oliva virgen extra

1 cucharadita. sal kosher

1 cucharadita. ajo molido

1/2 cucharadita miel

1/4 cucharadita Pimienta negra recién molida

2 tazas de pechuga de pollo rostizado, deshuesada y sin piel, picada

1 taza de pepino inglés cortado en cubitos

1 taza de pimiento rojo

2/3 taza de cebollas verdes en rodajas finas

2 cucharadas. eneldo fresco picado

1 taza de queso de cabra desmenuzado

Método

Prepare la cebada de acuerdo con las instrucciones del fabricante.

Escurrir y remojar en agua fría, escurrir de nuevo y ponerlos en un bol grande. Combine la ralladura de limón, el jugo de limón, el aceite, el kosher, el ajo, la miel y la pimienta en un tazón. Batir juntos hasta que se combinen. Vierta esta mezcla sobre la pasta preparada y mezcle bien. Mezcle el pollo, el pepino, el pimiento rojo, las cebollas verdes y el eneldo. Tira bien. Cubra con el queso y sirva inmediatamente.

¡Disfrutar!

Ensalada de halibut y melocotón

ingredientes

6 cucharadas aceite de oliva virgen extra, dividido

8 filetes de halibut de 6 onzas

1 cucharadita. sal kosher, dividida

1 cucharadita. pimienta negra recién molida, cantidad dividida

4 cucharadas menta fresca picada

4 cucharadas jugo de limon fresco

2 cucharaditas miel de maple

12 tazas de hojas de espinaca baby

4 duraznos medianos, cortados por la mitad y en rodajas

1 pepino inglés, cortado a la mitad a lo largo y en rodajas

1/2 taza de almendras rebanadas tostadas

Método

Espolvorea los filetes de halibut con un poco de sal y pimienta. Coloque el pescado en una sartén caliente y cocine por ambos lados durante 6 minutos o hasta que el pescado se desmenuce ligeramente al cortarlo con un tenedor. En un tazón grande, mezcle la sal, la pimienta, el aceite, el jugo de limón, la menta y el jarabe de arce y mezcle hasta que se combinen. Agregue las espinacas, los duraznos y el pepino y mezcle bien. Cuando esté listo para servir, sirva el filete sobre una cama de ensalada y adorne con algunas almendras.

¡Disfrutar!

Ensalada de remolacha y queso

ingredientes

2 tazas de hojas de menta fresca picadas

2/3 taza de cebolla morada cortada en rodajas finas verticalmente

Paquete de col rizada de 2.6 onzas

1/2 taza de yogur griego bajo en grasa al 2%

4 cucharadas suero de leche sin grasa

4 cucharaditas vinagre de vino blanco

3 cucharaditas aceite de oliva virgen extra

1/2 cucharadita sal kosher

1/2 cucharadita Pimienta negra recién molida

8 huevos duros grandes, cortados en cuartos a lo largo

Paquete de 2.8 onzas de remolachas peladas y al vapor, en cuartos

1 taza de nueces picadas gruesas

4 onzas de queso azul, desmenuzado

Método

En un tazón grande, mezcle la cebolla, la col rizada, los huevos, la remolacha y la menta. En otro tazón, mezcle el yogur griego, el suero de leche, el vinagre, el aceite, la sal y la pimienta. Licúa hasta que todos los ingredientes estén bien incorporados. Justo antes de servir, vierta el aderezo sobre la ensalada y sirva adornado con las nueces y el queso.

ensalada verde italiana

ingredientes

4 tazas de lechuga romana, cortada, lavada y seca

2 tazas de escarola desgarrada

2 tazas de achicoria rota

2 tazas de lechuga roja troceada

1/2 taza de cebollas verdes picadas

1 pimiento rojo, cortado en aros

1 pimiento verde, cortado en aros

24 tomates cherry

1/2 taza de aceite de semilla de uva

1/4 taza de albahaca fresca picada

1/2 vaso de vinagre balsámico

1/4 taza de jugo de limón

Sal y pimienta para probar

Método

Para la ensalada: En un bol mezclar la lechuga romana, la escarola, la lechuga roja, la achicoria, la chalota, los tomates cherry, el pimiento verde y el pimiento rojo.

Para el aderezo: en un tazón pequeño combine la albahaca, el vinagre balsámico, el aceite de semilla de uva, el jugo de limón y mezcle bien. Condimentar con sal y pimienta.

Justo antes de servir, vierta el aderezo sobre la ensalada y mezcle bien para aliñar. Servir inmediatamente.

¡Disfrutar!

Ensalada de brócoli con arándanos

ingredientes

1/4 taza de vinagre balsámico

2 cucharaditas mostaza de Dijon

2 cucharaditas miel de maple

2 dientes de ajo, picados

1 cucharadita. ralladura de limon rallado

Sal y pimienta para probar

1 taza de aceite de canola

Paquetes de 2.16 oz de mezcla de ensalada de col y brócoli

1 taza de arándanos secos

1/2 taza de cebollas verdes picadas

1/2 taza de pecanas picadas

Método

Vierte el vinagre en un tazón mediano. Agregue la mostaza Dijon, el ajo, la ralladura de limón y el jarabe de arce. Bate bien y vierte gradualmente el aceite y licúa hasta que se mezclen. Agregue la ensalada de brócoli, las cebollas verdes, los arándanos secos y la cebolla en un tazón grande. Vierta el aderezo sobre la ensalada y mezcle bien. Metemos en la nevera y dejamos enfriar durante media hora. Adorne con nueces y sirva inmediatamente.

¡Disfrutar!

Deliciosa ensalada Marconi

ingredientes

2 tazas de macarrones coditos crudos

1/2 taza de mayonesa

2 cucharadas. Vinagre blanco destilado

1/3 taza de azúcar blanca

1 cucharada. y 3/4 cucharadita. mostaza amarilla preparada

3/4 cucharadita sal

1/4 cucharadita Pimienta negro

1/2 cebolla grande, picada

1 tallo de apio, picado

1/2 pimiento verde, sin semillas y picado

2 cucharadas. zanahoria rallada, opcional

1 cucharada. pimientos picantes picados, opcional

Método

Prepara los macarrones según las instrucciones del fabricante. Escurrir, sumergir en agua fría y escurrir de nuevo. Combine la mayonesa, el azúcar, la mostaza, el vinagre, la pimienta y la sal en un tazón grande. Agregue el pimiento verde, el apio, la pimienta de Jamaica, la zanahoria y los macarrones y mezcle bien. Enfriar durante la noche antes de servir.

¡Disfrutar!

Ensalada de patata y tocino

ingredientes

1 kilo de patatas nuevas rojas limpias y lavadas

3 huevos

1/2 libra de tocino

1/2 cebolla, finamente picada

1/2 tallo de apio, finamente picado

1 taza de mayonesa

Sal y pimienta para probar

Método

Cuece las patatas en agua hirviendo hasta que estén tiernas. Escurrir y dejar enfriar en la nevera. Hervir los huevos duros en agua hirviendo, sumergirlos en agua fría, pelarlos y trocearlos. Dorar el tocino en una sartén. Escurrir y desmenuzar en trozos más pequeños. Cortar las papas frías en trozos pequeños. Combine todos los ingredientes en un tazón grande. Servir frío.

¡Disfrutar!

Ensalada de lechuga y roquefort

ingredientes

2 cabezas de lechuga, cortadas en trozos pequeños

6 peras - peladas, sin corazón y picadas

10 onzas de queso roquefort, desmenuzado

2 aguacates - pelados, sin hueso y cortados en cubitos

1 taza de cebollas verdes en rodajas finas

1/2 taza de azúcar blanca

1 taza de pecanas

2/3 taza de aceite de oliva

1/4 taza y 2 cucharadas. vinagre de vino tinto

1 cucharada. azucar blanca

1 cucharada. mostaza preparada

2 dientes de ajo, picados

1 cucharadita. sal

Pimienta negra recién molida al gusto

Método

Agregue 1/2 taza de azúcar con nueces a una sartén. Cocine a fuego medio hasta que el azúcar se disuelva y las nueces estén caramelizadas. Vierta lentamente la mezcla sobre papel de hornear y enfríe. Cortar en trozos y reservar. Vierta el aceite de oliva, el vinagre de vino tinto, 1 cucharada. azúcar, mostaza, ajo, pimienta y sal en un procesador de alimentos y trabaje hasta que se incorporen todos los ingredientes. En una ensaladera grande, agregue todos los ingredientes sobrantes y vierta el aderezo. Mezcle bien para cubrir. Cubra con las nueces caramelizadas y sirva.

¡Disfrutar!

Ensalada de atún

ingredientes

2 latas de 7 onzas de atún blanco, escurrido y desmenuzado

3/4 taza de mayonesa o aderezo para ensaladas

2 cucharadas. queso parmesano

1/4 taza y 2 cucharadas. aderezo dulce en escabeche

1/4 cucharadita hojuelas de cebolla seca picada

1/2 cucharadita polvo de curry

2 cucharadas. perejil seco

2 cucharaditas eneldo seco

2 pizcas de ajo en polvo

Método

Agregue el atún albacora, la mayonesa, el queso parmesano, el aderezo de pepinillos dulces y los pepinillos de cebolla en un tazón mediano. Mezclar bien. Espolvoree el curry, el perejil, el eneldo y el ajo en polvo en el polvo y mezcle bien. Servir inmediatamente.

¡Disfrutar!

Ensalada de pasta

ingredientes

2 libras de pasta conchiglie

1/2 libra de salami genovés, picado

1/2 libra de salchicha a la pimienta, picada

1 libra de queso Asiago, cortado en cubitos

2 latas de 6 onzas de aceitunas negras, escurridas y picadas

2 pimientos rojos, cortados en cubitos

2 pimientos verdes, picados

6 tomates, picados

Paquetes de mezcla de 2.7 oz de aderezo italiano seco para ensaladas

1-1/2 tazas de aceite de oliva virgen extra

1/2 vaso de vinagre balsámico

1/4 taza de orégano seco

2 cucharadas. perejil seco

2 cucharadas. Queso parmesano rallado

Sal y pimienta negra molida al gusto

Método

Cocine la pasta de acuerdo con las instrucciones del fabricante.

Escurrir y remojar en agua fría. Escurrir de nuevo. Agregue la pasta, los pimientos, el salami, las aceitunas negras, el queso Asiago, los tomates, el pimiento rojo y el pimiento verde en un tazón grande. Mezclar bien. Espolvorea la mezcla de condimentos y mezcla bien. Cubrir con film transparente y dejar enfriar.

Para el aliño: en un bol vierte el aceite de oliva, el orégano, el vinagre balsámico, el parmesano, el perejil, la pimienta y la sal. Batir bien hasta que se mezclen. Justo antes de servir, vierta el aderezo sobre la ensalada y mezcle. Servir inmediatamente.

¡Disfrutar!

Ensalada De Pollo Con Pasta De Sésamo

ingredientes

1/2 taza de semillas de sésamo

Paquetes de 2.16 onzas de pasta con pajarita

1 taza de aceite vegetal

2/3 taza de salsa de soja ligera y ligera

2/3 taza de vinagre de arroz

2 cucharaditas aceite de sésamo

1/4 taza y 2 cucharadas. azucar blanca

1 cucharadita. Jengibre molido

1/2 cucharadita Pimienta negro

6 tazas de pechuga de pollo cocida y desmenuzada

2/3 taza de cilantro fresco picado

2/3 taza de cebolla verde picada

Método

Tostar ligeramente las semillas de sésamo en una sartén a fuego medio-alto hasta que el aroma llene la cocina. Manténgase a un lado. Cocine la pasta de acuerdo con las instrucciones del fabricante. Escurrir, sumergir en agua fría, escurrir y poner en un bol. Licúa el aceite vegetal, el vinagre de arroz, la salsa de soja, el azúcar, el aceite de sésamo, el jengibre, la pimienta y las semillas de sésamo hasta incorporar todos los ingredientes. Vierta la salsa preparada sobre la pasta y mezcle bien hasta que la salsa cubra la pasta. Agregue las cebollas verdes, el cilantro y el pollo y mezcle bien. Servir inmediatamente.

¡Disfrutar!

Ensalada de patata tradicional

ingredientes

10 papas

6 huevos

2 tazas de apio picado

1 taza de cebolla picada

1 taza de pepinillos dulces

1/2 cucharadita sal de ajo especiada

1/2 cucharadita sal al apio

2 cucharadas. mostaza preparada

Pimienta negra molida al gusto

1/2 taza de mayonesa

Método

Cocine las papas en una olla con agua hirviendo con sal hasta que estén tiernas pero no blandas. Escurrir el agua y pelar las patatas. Cortar en trozos del tamaño de un bocado. Hervir los huevos duros y pelarlos y trocearlos. Combine suavemente todos los ingredientes en un tazón grande. No seas demasiado rudo, o terminarás rompiendo papas y huevos. Servir frío.

¡Disfrutar!

Tabulé de Quinua

ingredientes

4 tazas de agua

2 tazas de quinua

2 pizcas de sal

1/2 taza de aceite de oliva

1 cucharadita. sal marina

1/2 taza de jugo de limón

6 tomates, cortados en cubitos

2 pepinos, cortados en cubitos

4 manojos de cebollas verdes, picadas

4 zanahorias, ralladas

2 tazas de perejil fresco, picado

Método

Hervir un poco de agua en una cacerola. Añadir una pizca de sal y la quinoa. Cubra la cacerola con una tapa y deje que el líquido hierva a fuego lento durante unos 15-20 minutos. Una vez cocido, retira del fuego y revuelve con un tenedor para que se enfríe más rápido. Mientras la quínoa se enfría, coloca el resto de los ingredientes en un tazón grande. Agregue la quinoa enfriada y mezcle bien. Servir inmediatamente.

¡Disfrutar!

Ensalada morena

ingredientes

2 tazas de yogur

2 tazas de crema fresca

1 taza de macarrones cocidos

2-3 chiles picados

3 cucharadas cilantro picado

3 cucharaditas azúcar

Sal al gusto

Método

Combine todos los ingredientes en un tazón grande y refrigere durante la noche. Servir frío.

¡Disfrutar!

Ensalada de fresas y queso feta

ingredientes

1/2 taza de almendras rebanadas

1 diente de ajo, picado

1/2 cucharadita miel

1/2 cucharadita mostaza de Dijon

2 cucharadas. vinagre de frambuesa

1 cucharada. vinagre balsámico

1 cucharada. azúcar morena

1/2 taza de aceite vegetal

1/2 cabeza de lechuga romana, desgarrada

1 taza de fresas frescas, rebanadas

1/2 taza de queso feta desmenuzado

Método

Tostar las almendras en una sartén a fuego medio. Manténgase a un lado. Combine la miel, el ajo, la mostaza, dos vinagres, el aceite vegetal y el azúcar moreno en un tazón. Mezcla todos los ingredientes con las almendras tostadas en una ensaladera grande. Vierta el aderezo justo antes de servir, mezcle bien para cubrir y sirva de inmediato.

¡Disfrutar!

Ensalada de pepino

ingredientes

2 pepinos grandes, cortados en trozos de 1/2 pulgada

1 taza de yogur integral

2 cucharaditas eneldo, finamente picado

Sal al gusto

Método

Bate el yogur hasta que quede suave. Agregue el pepino, el eneldo y la sal y mezcle bien. Dejar enfriar durante la noche y servir con un poco de eneldo.

¡Disfrutar!

Ensalada Colorida

ingredientes

2 tazas de granos de elote, hervidos

1 pimiento verde, cortado en cubitos

1 pimiento rojo, cortado en cubitos

1 pimiento amarillo, cortado en cubitos

2 tomates, sin semillas, cortados en cubitos

2 papas, hervidas, cortadas en cubitos

1 taza de jugo de limón

2 cucharaditas mango seco en polvo

Sal al gusto

2 cucharadas. cilantro, picado, para decorar

Método

Combine todos los ingredientes excepto el cilantro en un tazón grande. Sazone al gusto. Enfriar durante la noche. Cubra con cilantro justo antes de servir.

¡Disfrutar!

Ensalada De Garbanzos

ingredientes

1.15 onzas de lata de garbanzos, escurridos

1 pepino, cortado a la mitad a lo largo y en rodajas

6 tomates cherry, cortados a la mitad

1/4 cebolla roja, picada

1 diente de ajo, picado

1/2 lata de 15 onzas de aceitunas negras, escurridas y picadas

1/2 onza de queso feta desmenuzado

1/4 taza de aderezo italiano para ensaladas

1/4 de limón, exprimido

1/4 cucharadita sal de ajo especiada

1/4 cucharadita Pimienta negro

1 cucharada. crema para decorar

Método

Mezcle todos los ingredientes en un tazón grande y refrigere por lo menos 3 horas antes de servir.

Combine los frijoles, los pepinos, los tomates, la cebolla roja, el ajo, las aceitunas, el queso, el aderezo para ensaladas, el jugo de limón, el ajo, la sal y la pimienta. Mezcle y refrigere 2 horas antes de servir. Servir frío. Servir adornado con la crema.

¡Disfrutar!

Ensalada picante de aguacate y pepino

ingredientes

4 pepinos medianos, cortados en cubitos

4 aguacates, cortados en cubitos

1/2 taza de cilantro fresco picado

2 dientes de ajo, picados

1/4 taza de cebollas verdes picadas, opcional

1/2 cucharadita sal

pimienta negra al gusto

1/2 limón grande

2 limas

Método

Combine todos los ingredientes excepto el jugo de limón en un tazón grande. Refrigerar al menos una hora. Vierta el jugo de lima sobre la ensalada justo antes de servir y sirva inmediatamente.

¡Disfrutar!

Ensalada de albahaca, queso feta y tomate

ingredientes

12 roma, tomates cherry, cortados en cubitos

2 pepinos pequeños, pelados, cortados en cuartos a lo largo y picados

6 cebollas verdes, picadas

1/2 taza de hojas de albahaca fresca, cortadas en tiras finas

1/4 taza y 2 cucharadas. aceite de oliva

1/4 taza de vinagre balsámico

1/4 taza y 2 cucharadas. queso feta desmenuzado

sal y pimienta negra recién molida al gusto

Método

Combina todos los ingredientes en una ensaladera grande. Ajuste la sazón al gusto y sirva de inmediato.

¡Disfrutar!

Ensalada de pasta y espinacas

ingredientes

1/2 paquete de 12 onzas de pasta farfalle

5 onzas de espinacas tiernas, enjuagadas y cortadas en trozos pequeños

1 onza de queso feta desmenuzado con albahaca y tomate

1/2 cebolla roja, picada

1/2 lata de 15 onzas de aceitunas negras, escurridas y picadas

1/2 taza de aderezo italiano para ensaladas

2 dientes de ajo, picados

1/2 limón, exprimido

1/4 cucharadita sal de ajo especiada

1/4 cucharadita Pimienta negro

Método

Preparar la pasta según las instrucciones del fabricante. Escurrir y remojar en agua fría. Escurrir de nuevo y poner en un bol grande. Agregue las espinacas, el queso, las aceitunas y las cebollas rojas. En otro tazón combine el aderezo para ensaladas, el jugo de limón, el ajo, la pimienta y la sal de ajo. Batir hasta que esté combinado. Verter sobre la ensalada y servir inmediatamente.

¡Disfrutar!

Cebada de tomates secos y albahaca

ingredientes

1 taza de pasta de cebada cruda

1/4 taza de hojas de albahaca fresca picada

2 cucharadas. y 2 cucharaditas. tomates secos troceados en aceite

1 cucharada. aceite de oliva

1/4 taza y 2 cucharadas. Queso parmesano rallado

1/4 cucharadita sal

1/4 cucharadita Pimienta negro

Método

Preparar la pasta según las instrucciones del fabricante. Escurrir y remojar en agua fría. Escurrir de nuevo y reservar. Ponga los tomates secos y la albahaca en un procesador de alimentos y mezcle hasta que quede suave. Combine todos los ingredientes en un tazón grande y mezcle bien. Sazone al gusto. Esta ensalada se puede servir a temperatura ambiente o fría.

¡Disfrutar!

Ensalada Cremosa De Pollo

ingredientes

2 tazas de mayonesa

2 cucharadas. azúcar, o más dependiendo de la dulzura de su mayonesa

2 cucharaditas Pimienta

1 pechuga de pollo, deshuesada y sin piel

1 pizca de ajo en polvo

1 pizca de cebolla en polvo

1 cucharada. cilantro picado

Sal al gusto

Método

Freír la pechuga de pollo hasta que esté cocida. Enfriar y cortar en trozos del tamaño de un bocado. Combine todos los ingredientes en un tazón grande y mezcle bien. Sazonar al gusto y servir frío.

¡Disfrutar!

Gramo Verde Refrescante

ingredientes

2 tazas de gramo verde

1 taza de yogur espeso

1 cucharadita. Chile en polvo

2 cucharadas. azúcar

Sal al gusto

Método

Hervir una olla de agua y agregar una pizca de sal y el gramo verde. Cocinar hasta que esté casi cocido y escurrir. Enjuague con agua fría y reserve. Bate el yogur hasta que quede suave. Agregue el chile en polvo, el azúcar y la sal y mezcle bien. Pon el yogur en la nevera durante unas horas. Justo antes de servir, tome el gramo verde de un plato para servir y sírvalo con el yogur preparado encima. Servir inmediatamente.

¡Disfrutar!

Ensalada de aguacate y rúcula con queso feta

ingredientes

1 aguacate maduro, lavado

Un puñado de hojas de rúcula

1 pomelo rosa, sin semillas

3 cucharadas vinagre balsámico

4 cucharadas aceite de oliva

1 cucharadita. mostaza

½ taza de queso feta, desmoronado

Método

Retire la parte carnosa del aguacate y colóquelo en un tazón. Agregue el vinagre balsámico y el aceite de oliva y bata hasta que quede suave. Agregue el resto de los ingredientes excepto el queso feta y mezcle bien. Sirva adornado con queso feta desmenuzado.

¡Disfrutar!

Ensalada de garbanzos verdes germinados

ingredientes

1 taza de brotes de gramo verde

1/4 taza de pepino y semillas cortados en cubitos

1/4 taza de tomate picado sin semillas

2 cucharadas. y 2 cucharaditas. cebollas verdes picadas

1 cucharada. cilantro fresco picado

1/4 taza de rábanos en rodajas finas, opcional

1-1 / 2 cucharaditas aceite de oliva

1 cucharada. jugo de limon

1-1 / 2 cucharaditas vinagre de vino blanco

3/4 cucharadita Orégano seco

1/4 cucharadita polvo de ajo

3/4 cucharadita polvo de curry

1/4 cucharadita mostaza en polvo

1/2 pizca de sal y pimienta al gusto

Método

Combine todos los ingredientes en un tazón grande y mezcle hasta que todos los ingredientes estén cubiertos con aceite. Dejar enfriar en la nevera unas horas antes de servir.

¡Disfrutar!

Ensalada De Garbanzos

ingredientes

2-1/4 libras de garbanzos, escurridos

1/4 taza de cebolla roja, picada

4 dientes de ajo, picados

2 tomates, picados

1 taza de perejil picado

1/4 taza y 2 cucharadas. aceite de oliva

2 cucharadas. jugo de limon

Sal y pimienta para probar

Método

Combine todos los ingredientes en un tazón grande y mezcle bien.

Refrigere durante la noche. Servir frío.

¡Disfrutar!

Ensalada de tocino y guisantes con aderezo ranch

ingredientes

8 rebanadas de tocino

8 tazas de agua

2 paquetes de 16 onzas de guisantes congelados

2/3 taza de cebolla picada

1 taza de salsa ranchera

1 taza de queso cheddar rallado

Método

Dorar el tocino en una sartén grande a fuego alto. Escurrir la grasa y desmenuzar el tocino y reservar. En una olla grande, hierva un poco de agua y agregue los guisantes. Cocine los guisantes por solo un minuto y escúrralos. Remojarlos en agua fría y escurrirlos nuevamente. En un tazón grande, combine el tocino desmenuzado, los guisantes hervidos, la cebolla, el queso Cheddar y el aderezo Ranch. Mezcle bien y refrigere. Servir frío.

¡Disfrutar!

Ensalada de espárragos crujientes

ingredientes

1-1 / 2 cucharaditas vinagre de arroz

1/2 cucharadita vinagre de vino tinto

1/2 cucharadita salsa de soja

1/2 cucharadita azucar blanca

1/2 cucharadita mostaza de Dijon

1 cucharada. Aceite de cacahuete

1-1 / 2 cucharaditas aceite de sésamo

3/4 libras de espárragos frescos, pelados y cortados en trozos de 2 pulgadas

1-1/2 cucharaditas semillas de sésamo

Método

En un tazón pequeño, agregue el vinagre de arroz, el vinagre de vino de arroz, el azúcar, la salsa de soya y la mostaza. Vierta lentamente los aceites, sin dejar de batir, para emulsionar los líquidos. Llena una olla con agua y agrega una pizca de sal. Llevar a ebullición. Coloque los espárragos en el agua y cocine por 5 minutos o hasta que estén tiernos pero no blandos. Escurrir y remojar en agua fría. Escurrir de nuevo y poner en un bol grande. Vierta el aderezo preparado sobre los espárragos y revuelva hasta que el aderezo cubra los espárragos. Adorne con algunas semillas de sésamo y sirva inmediatamente.

¡Disfrutar!